AF468530

DES INHALATIONS
D'ACIDE FLUORHYDRIQUE

DANS LE

TRAITEMENT DE LA TUBERCULOSE PULMONAIRE

PAR

le Dr E. GARCIN

PARIS
MAISON QUANTIN
7, RUE SAINT-BENOIT
—
1890

DES INHALATIONS
D'ACIDE FLUORHYDRIQUE
DANS LE
TRAITEMENT DE LA TUBERCULOSE PULMONAIRE

I

État de la question.

Deux ans et demi se sont écoulés depuis l'époque où nous avons fait à l'Académie de médecine la première communication sur le traitement de la tuberculose pulmonaire par les inhalations d'acide fluorhydrique. Le moment est venu de rappeler au public médical les termes dans lesquels nous avons posé le problème thérapeutique et de lui fournir avec sincérité les résultats d'une pratique basée sur huit cents observations.

Vantées outre mesure par quelques médecins plus enthousiastes que réfléchis, les inhalations d'acide fluorhydrique ne pouvaient donner et n'ont pas donné les guérisons miraculeuses qu'on leur demandait.

L'acide fluorhydrique n'arrache donc pas à la mort tous les phtisiques, telle fut la constatation du plus grand nombre des praticiens.

Les espérances si belles qu'on avait conçues ne se réalisant pas, on n'a pas tardé à se laisser glisser de la désillusion dans la méfiance et enfin dans l'incrédulité.

C'est contre ce sentiment injustifié que nous voulons réagir aujourd'hui. Il nous sera facile de démontrer l'indiscutable solidité des faits cliniques que nous avons avancés en septembre 1887.

Voici le texte de notre communication à l'Académie de médecine :

« Messieurs,

« J'ai l'honneur de vous présenter quelques observations relatives au traitement de la tuberculose pulmonaire par la vaporisation d'une solution titrée d'acide fluorhydrique.

« Depuis que l'attention du monde médical a été éveillée par les remarques faites aux cristalleries de Baccarat par M. Michaud, et à Saint-Louis par M. Seiler et son frère le docteur, au Congrès de Nancy, il était intéressant de vérifier les faits au point de vue thérapeutique; c'est ce que j'ai fait.

« Ayant un très grand nombre de tuberculeux dans ma clientèle du dispensaire de la rue Labat, n° 44, j'ai expérimenté les effets de l'acide fluorhydrique sur leurs lésions pulmonaires, en les soumettant chaque jour à des vaporisations de cet acide.

« Depuis le mois d'août 1885 jusqu'à ce jour, j'ai recueilli leurs observations ; j'en compte une centaine, et c'est le fruit de mon travail et de mes recherches que j'ai l'honneur d'offrir aujourd'hui à l'Académie, en vous priant d'y apporter toute votre attention.

« La statistique qui accompage mes observations donne les résultats suivants :

Guérisons..................	35
Améliorations..............	41
État stationnaire............	14
Morts......................	10

« Le procédé que j'emploie consiste à faire séjourner pendant environ une heure tous les jours le malade dans une cabine fermée, cubant environ trois mètres d'air.

« Pendant ce temps, le malade donne le plus de jeu possible à ses poumons et fait de grandes respirations, alternant avec des moments de repos, suivant ses forces.

« La saturation de cette cabine s'obtient en faisant passer un jet d'air, à l'aide d'une pompe aspirante et refoulante, dans un bocal en gutta-percha, mesurant un décimètre cube et contenant :

Eau..................	200 grammes.
Acide fluorhydrique....	100 —

« Cette proportion varie suivant le degré de lésion pulmonaire de chaque malade ; l'expérience et le degré de tolérance sont les seuls guides en la matière.

« Sous l'influence de cette médication, les *quintes de toux* deviennent plus rares et cessent au bout de dix à quinze séances.

« Les crachats changent d'aspect ; de purulents, nummulaires et verdâtres qu'ils étaient au début du traitement, ils passent à l'état mousseux, blanchâtres, et sont moins abondants.

« La *dyspnée* et les points pleurodyniques, si fréquents chez les tuberculeux, diminuent et cessent tout à fait.

« Les *bacilles* ne résistent pas à cette médication, car l'analyse des crachats, chez un certain nombre de malades, fait constater que ces micro-organismes, après un certain nombre de séances, ne se segmentent plus et finissent par disparaître des sécrétions pour ne plus revenir.

« Les *sueurs nocturnes* diminuent aussi ; elles sont d'abord moins abondantes et cessent complètement.

« Le *sommeil* reprend son cours normal.

« *L'appétit* subit également une modification très importante. En quelques séances, dix à quinze chez les malades atteints légèrement, ou vingt à trente chez les personnes fortement prises, l'appétit se réveille et devient presque normal.

« Les *vomissements* qui surviennent si fréquemment après les repas, lorsque les quintes se produisent, cessent aussi, et comme conséquence de cette amélioration, le malade prend du poids et se répare.

« Des tuberculeux soumis à ce traitement, et n'ayant pris depuis dix-huit mois, deux ans, aucune nouvelle vaporisation, conservent jusqu'à ce jour leur immunité. Je les revois de temps en temps, et l'auscultation me permet de constater que la réparation locale se maintient parallèlement avec l'amélioration générale.

« Il est certain que l'acide fluorhydrique est non seulement un antiseptique du poumon, mais un antibacillaire incontestable.

« Tout phtisique qui n'a pas encore une perte de substances pulmonaires trop grande, et qui donne au spiromètre les deux tiers de la capacité thoracique normale, peut se réparer, surtout si le traitement est complété par une hygiène convenable et une médication appropriée à ses symptômes.

« L'acide fluorhydrique est appelé à combler une lacune très importante en thérapeutique comme antiseptique pulmonaire, et je crois, messieurs, qu'il est digne d'être étudié par l'Académie.

« Paris, le 20 septembre 1887.

« *Signé :* Dr GARCIN.

« P.-S. Suivent les cent observations de phtisies aux premier, deuxième et troisième degré. »

L'Académie de médecine, présidée par M. le professeur Sappey, nomma une Commission composée de MM. Proust, Féréol, Hérard, rapporteur, et dans la séance du 22 novembre 1887, après une enquête de deux mois consacrée à l'examen journalier de chaque malade, M. Hérard fit son rapport à l'Académie. Nous en extrayons quelques passages, publiés par MM. les docteurs Le Gendre, Barette et Lepage[1] :

« Si maintenant nous cherchons à apprécier cliniquement la valeur réelle de la médication fluorhydrique, nous sommes aidés dans cette tâche toujours difficile par la statistique suivante que nous fournit M. Garcin :

Sur cent phtisiques :

Guérisons........	35	presque tous au premier et au second degré.
Améliorations....	41	
État stationnaire..	14	
Morts..	10	

« C'est là assurément un résultat bien favorable, trop favo-

1. *Traité pratique d'antisepsie appliquée à la thérapeutique et à l'hygiène.* Paris 1888, page 29.

rable, penseront peut-être quelques collègues défiants. C'est l'impression que j'en ai éprouvée moi-même. Aussi, tout en ayant confiance dans l'esprit d'observation et la loyauté scientifique de M. Garcin, j'ai pensé qu'il était de mon devoir d'étudier de près les éléments de cette statistique. Pour cela, j'ai lu et relu les observations; j'ai visité la plupart des malades dits guéris ou très améliorés; j'ai recueilli des renseignements de plusieurs personnes habitant la province, et, après cette enquête aussi sérieuse qu'il m'a été possible de la faire, je déclare que, pris dans leur ensemble, les faits annoncés par M. Garcin sont exacts. Je ne diffère avec mon honorable confrère que sur un point, et, dans la question, il a son importance : *Peut-on appeler définitivement guéris les trente-cinq malades de la première catégorie?*

« Pour quelques-uns peut-être; pour le plus grand nombre, non. Pour avoir le droit de prononcer le mot de guérison, quand il s'agit de la phtisie pulmonaire, il est indispensable qu'il se passe plusieurs années pendant lesquelles on note la disparition des phénomènes constitutionnels, en même temps qu'on ne constate, en fait de symptômes locaux, que les signes de la cicatrisation. Or, pour les plus anciens des malades soignés par M. Garcin, quinze mois au plus se sont écoulés depuis la cessation du traitement. C'est beaucoup assurément, ce n'est pas encore assez pour avoir la certitude que la diathèse est complètement épuisée et que les malades ne seront pas exposés à des retours offensifs de la maladie.

« M. Seiler ne nous donne pas de statistique; mais j'ai compulsé ses registres d'observations, j'ai interrogé plusieurs de ses malades : si les résultats sont un peu moins brillants, ce qui me paraît dépendre de ce qu'il a eu à traiter des phtisiques plus gravement atteints, j'ai pu néanmoins constater également des résultats remarquables obtenus chez un certain nombre de malades dont la guérison, pour quelques-uns, remonte à près de deux ans.

« Je conclus, en terminant, que les inhalations d'acide fluorhydrique possèdent une action thérapeutique incontestable quand la phtisie n'est pas parvenue à une période trop avancée. J'ajoute qu'elles sont exemptes d'inconvénients, d'une application facile et que, d'ailleurs, elles peuvent être combinées avec les médications internes ou externes et surtout avec le traitement hygiénique, base essentielle de toute bonne thérapeutique. »

Il y a loin des résultats que nous avons publiés aux affirmations hasardeuses de ceux qui prétendent guérir tous les tuberculeux en les soumettant aux inhalations d'acide fluorhydrique. Ces exagérations évidentes ont contribué à discréditer une méthode excellente, mais non pas infaillible.

Comment pourrait-on, en toute conscience, espérer la cure radicale des malades dont les poumons sont en grande partie supprimés au point de vue de l'hématose et dont l'état général a subi une atteinte irrémédiable? Aurait-on trouvé un agent spécifique capable de détruire, à coup sûr et en quelques jours, tous les bacilles de Koch contenus dans le poumon, que l'on serait parfois impuissant à annihiler l'effet des germes infectieux diffusés déjà dans tout l'organisme.

L'économie, arrivée au dernier degré de la déchéance organique, succombe parce que les phagocytes sont définitivement vaincus dans leur lutte contre les microbes.

En somme, dans le traitement de la tuberculose, on ne peut demander à l'acide fluorhydrique plus que ne donnent les agents spécifiques par excellence, l'iodure de potassium et le mercure, dans le traitement de la syphilis. Les hautes doses d'iodure et les frictions mercurielles peuvent-elles sauver tous les individus atteints de syphilis cérébrale? Peuvent-elles seulement guérir les malades atteints d'ataxie locomotrice d'origine syphilitique?

Ces agents n'en constituent pas moins des médicaments d'une valeur inestimable dans la cure de la syphilis.

Ces réserves faites, nous devons compléter les renseignements donnés par M. Hérard dans son rapport.

Tout d'abord, il nous est possible de lever les doutes qui subsistaient dans l'esprit de cet honorable académicien sur la réalité de la guérison de nos trente-cinq malades.

Tous sont vivants à cette heure. Ils jouissent d'une excellente santé depuis l'époque où ils ont été soumis aux inhalations fluorhydriques. N'est-il pas permis de considérer comme guéris des tuberculeux qui ont vécu pendant plus de trois ans et demi sans éprouver aucun symptôme de l'ancienne affection et sans présenter, après ce laps de temps assez long, aucun signe stéthoscopique pouvant révéler un retour offensif du bacille de Koch?

Nous avions annoncé quarante et une améliorations sur les cent cas soumis au contrôle de la Commission académique. L'enquête que nous venons de terminer nous a prouvé que les malades améliorés ne sont pas tous restés dans le même état qu'en septembre 1887. Vingt-cinq d'entre eux sont morts. Ce chiffre, si pénible qu'il soit à relever, mérite d'être mentionné loyalement. Cependant il est nécessaire de le commenter pour lui donner sa réelle signification.

Les morts entrent tous dans la catégorie des phtisiques à la troisième période. L'amélioration constatée chez ces malades, en 1887, n'a donc été que transitoire. Mais tous les malades atteints de cavernes pulmonaires et considérés par nous comme améliorés dans notre statistique n'ont pas succombé aux progrès de la bacillose. Nous en observons encore trois dont l'amélioration se maintient d'une façon remarquable, malgré les énormes lésions et le mauvais état général qu'ils présentaient au moment où ils furent soumis aux inhalations fluorhydriques. Par contre, quelques malades, rangés par prudence dans la catégorie des améliorés, doivent être classés dans la colonne des guérisons.

Quant à nos observations recueillies depuis l'enquête qui a été faite par la Commission de l'Académie, nous attendrons encore quelque temps avant de les soumettre, dans leur intégralité, au jugement de nos confrères. Les faits sont encore trop récents pour qu'une statistique basée sur eux puisse apporter une lumière plus grande sur la valeur des inhalations d'acide fluorhydrique; il nous suffira de dire que la proportion des cas de guérison et d'amélioration est restée sensiblement la même que celle publiée dans notre statistique de 1887.

II

Partie clinique.

Depuis l'époque de notre première publication, l'acide fluorhydrique a été l'objet d'un certain nombre d'expériences.

Quelques médecins, dont les travaux sont appréciés dans le monde scientifique, ont fait connaître les effets thérapeutiques qu'ils avaient obtenus par la méthode des inhalations.

Il faut tout d'abord citer l'opinion du docteur Gœtz[1], médecin de l'hôpital cantonal de Genève :

« Trente malades ont été soumis quatre mois au traitement; ils avaient été *choisis autant que possible* parmi les tuberculeux améliorables, sinon *curables;* comme remèdes, ils prenaient, en outre, de l'huile de foie de morue et du vin de quinquina. Il y y a eu dix-neuf améliorations manifestes; trois états stationnaires; trois aggravations; cinq décès. La totalité des améliorations s'est produite sur des cas peu avancés : tuberculeux au premier et au deuxième degré, avec infiltration et souvent ramollissement d'une plus ou moins grande étendue du parenchyme. Les résultats ont été nuls ou très passagers dans les cas les plus avancés, avec ulcérations et cavernes. Un des premiers résultats du traitement fluorhydrique, c'est le retour de l'appétit et l'augmentation de poids; beaucoup de malades sortent de la cabine ayant faim. La suppression des transpirations est aussi rapide; la fièvre est moins influencée. En ce qui concerne les symptômes pulmonaires, on constate tout d'abord l'atténuation de la dyspnée; l'expectoration, plus abondante et plus facile au début, a deux fois disparu complètement; la toux est à peine modifiée; la diarrhée persiste. »

« Au Congrès de Rome, MM. Sciolla (de Gênes), Araras (de Catane) ont déclaré[2] qu'à la suite de la communication qui avait été faite à l'Académie de médecine de Paris par le docteur Hérard, ils avaient voulu expérimenter les effets des inhala-

1. *Revue médicale de la Suisse romande*, 20 août 1888. Genève.
2. *Semaine médicale*, 26 octobre 1888. Paris.

tions fluorhydriques, et qu'ils avaient constaté que les malades soumis à ce traitement, sans entrer dans de grands détails, avaient obtenu une amélioration de l'appétit, et par conséquent une augmentation de plusieurs kilogrammes dans le poids du corps; la disparition de la fièvre et des sueurs nocturnes et une amélioration notable de l'état local et général. La dyspnée, au bout de quelques inhalations, avait cessé. Jamais, disent-ils, le traitement fluorhydrique n'a provoqué d'hémoptysies ni de phénomèmes fâcheux. La présence de l'acide fluorhydrique a été constatée dans les urines des malades. »

MM. Moreau et Cochez, au Congrès d'Oran, pour l'avancement des sciences[1], présentent une statistique de quarante-cinq tuberculeux avec cavernes chez lesquels ils ont obtenu vingt-huit améliorations, c'est-à-dire une diminution de la fièvre, des sueurs nocturnes, de la toux, mais une augmentation de l'expectoration, de l'appétit, et par conséquent un accroissement du poids. Les inhalations fluorhydriques, disent-ils, agissent en excitant l'appétit, en modifiant la nature des sécrétions bronchiques et comme microbicide sur les bacilles de Koch.

Le professeur Lépine (de Lyon) est venu à son tour proclamer les résultats de sa pratique[2] :

« Sept malades ont été choisis parmi les tuberculeux bien avérés du premier au deuxième et même au troisième degré, et soumis aux inhalations fluorhydriques suivant la méthode préconisée par le docteur Garcin, pendant trois ou quatre semaines. Un de ces derniers portait même une caverne à son entrée et avait une fièvre assez vive. Chez cinq d'entre eux, il y a eu une augmentation de poids fort notable (de 1 à 4 kilog.). Chez ces cinq malades, il y a eu un amendement réel des signes physiques, ainsi qu'un retour de l'appétit et une diminution notable de la dyspnée. »

1. *Études expérimentales et cliniques sur la tuberculose.* Paris, 1888, t. II, page 278.
2. Dr Lépine, Leçons cliniques à l'hôpital de Lyon. Février 1888, *Semaine médicale*, du 12 février 1888.

En Allemagne, Gager a fait quelques essais[1]. Cet auteur confirme les bons résultats obtenus par MM. Seiler, Garcin, Hérard et Lépine.

Ces citations, qu'il serait facile de multiplier, démontrent dans quelle mesure les inhalations d'acide fluorhydrique agissent sur les tuberculeux.

Malgré les imperfections de technique inévitables dans les applications d'une méthode semblable, les médecins qui ont bien voulu expérimenter les inhalations d'acide fluorhydrique ont été unanimes à constater leur efficacité. Les symptômes généraux s'améliorent très sensiblement, les signes locaux sont amendés, et les malades éprouvent assez souvent un retour à la santé si remarquable qu'ils sont les premiers à reconnaître les heureux effets du traitement fluorhydrique.

Nous pouvons donc affirmer qu'au point de vue thérapeutique les inhalations d'acide fluorhydrique constituent un précieux auxiliaire dans la cure de la phtisie. Les recherches nouvelles entreprises en France et à l'étranger ont confirmé les conclusions que nous avions adoptées dans notre mémoire à l'Académie.

Dans un remarquable travail, le docteur Valentin Gilbert[2] s'exprimait dans ces termes : « Jusqu'à présent, tous ceux qui ont employé l'acide fluorhydrique n'ont pas eu à s'en plaindre; tous ont observé les mêmes phénomènes et la même rapidité dans leurs manifestations. . . . .

« Nos expériences nous permettent de considérer cette méthode de traitement comme un progrès véritable; nous avons vu que son application est facile et ne présente aucun inconvénient ; aussi, en attendant mieux, nous nous permettons de conseiller de soumettre les phtisiques aux vapeurs fluorhydriques, sans négliger pour cela les autres médications, suivant les circonstances et les indications de la maladie. »

Nos conclusions sont plus fermes que celles de M. Valentin

1. Gilliard, Thèse. Paris, 1888.
2. *Études sur les diverses médications de la tuberculose pulmonaire.* Dr V. Gilbert. Genève, 1889.

Gilbert. Nous sommes en mesure d'affirmer l'innocuité absolue et l'efficacité des inhalations d'acide fluorhydrique chez un très grand nombre de tuberculeux.

III

Partie expérimentale.

On connait les mémorables expériences de M. Hippolyte Martin.

Dans une première série d'expériences, ce laborieux chercheur soumettait les produits tuberculeux à l'action de l'acide fluorhydrique en solution au 10/1000e. Il les injectait ensuite dans le péritoine de quelques cobayes. Quand on tuait les animaux, on constatait qu'ils ne présentaient pas de tubercules.

Dans une dernière série d'expériences, les produits tuberculeux mis en contact avec une solution d'acide fluorhydrique au 15/1000e étaient introduits, comme précédemment, dans la cavité péritonéale de plusieurs cobayes. Parmi ces animaux inoculés, les uns devenaient tuberculeux et les autres restaient indemnes.

Les animaux présentaient des tubercules, après l'injection, quand la matière virulente n'avait été soumise qu'à l'action d'une solution d'acide fluorhydrique au 20/1000e et au 25/1000e.

M. Martin s'est servi de l'acide fluorhydrique du commerce (dissolution à 20 pour 100). En réalité, c'est une solution à 1 pour 50,000 d'acide fluorhydrique qui a atténué, sinon détruit, les produits tuberculeux employés dans la première série.

M. P. Villemin [1], prosecteur de la Faculté de médecine de Paris, a consacré un travail extrêmement nourri à « l'Étude expérimentale de l'action de quelques agents chimiques sur le développement du bacille de la tuberculose ». Il a expérimenté

1. Dr Villemin, Thèse de Paris; 15 mai 1888.

environ cent vingt corps chimiques et n'en a trouvé que six qui entravent complètement la culture du bacille de Koch et qui empêchent le développement des colonies. Parmi ces substances, il faut citer le fluosilicate de potasse, le fluosilicate de fer et l'acide hydrofluosilique. Il est inutile de faire remarquer le lien de parenté qui unit ces corps à l'acide fluorhydrique. Cet acide corrodant le verre, M. Villemin a dû renoncer à son emploi dans le cours de ses expériences. Il est porté à admettre l'action microbicide de cette substance, comme en témoigne la phrase suivante : « L'acide fluorhydrique que l'on étudie en ce moment au point de vue clinique dans le monde médical est précisément de la même famille que les fluosilicates alcalins. »

M. Gilliard[1] a entrepris quelques expériences que nous devons consigner :

« Nous avons inoculé sous l'oreille des lapins, avec des crachats frais, provenant de malades traités depuis longtemps par des inhalations d'acide fluorhydrique. Les crachats renfermaient des bacilles. Les lapins ne sont pas devenus tuberculeux, même au bout de trois mois. Jamais ils n'ont présenté de fièvre ni de perte d'appétit ; leur poids a augmenté. A l'autopsie, nous n'avons trouvé de tubercules ni dans le foie, ni dans la rate, ni dans les poumons ou la poitrine. — Deux lapins ont été soumis à plusieurs reprises à des pulvérisations de crachats tuberculeux traités et renfermant des bacilles. Après deux mois, résultat nul. Nous leur avons alors inoculé sous l'oreille des fongosités d'une tumeur blanche du genou et renfermant des bacilles. Depuis cette époque, les lapins présentent chaque soir de la fièvre et maigrissent. Nous nous servons d'acide pur pour les inhalations, et nous ne doutons pas que les bacilles soient modifiés dans leur virulence. »

Le travail de MM. Grancher et Chautard[2] marque une étape importante dans l'histoire du traitement de la tuberculose pulmonaire par les inhalations d'acide fluorhydrique.

1. Dr Gilliard, Thèse de Paris; 8 décembre 1888, page 23.
2. Communication à la Société de biologie. Paris, 3 juin 1888. *Bulletin médical.*

Le nom seul du professeur Grancher devait peser d'un grand poids, dans l'esprit du public médical, sur la valeur des expériences qu'il avait entreprises de concert avec M. Chautard.

Après avoir injecté dans la veine de l'oreille d'un lapin un centimètre cube de culture de tuberculose, ces auteurs ont fait respirer des vapeurs d'acide fluorhydrique à l'animal pendant quatorze jours. La mort est survenue à ce moment. Le lapin était tuberculeux.

La conclusion qui s'impose, c'est que l'action des vapeurs d'acide fluorhydrique sur l'évolution de la tuberculose expérimentale a été nulle dans ce cas.

Mais est-il possible de comparer la tuberculose si aiguë, déterminée par une injection dans une veine, avec l'affection chronique et qui se développe dans les poumons des malades que nous voulons guérir? L'agent infectieux, porté par le torrent circulatoire, tue rapidement les animaux. L'acide fluorhydrique ne peut avoir la prétention d'annihiler en quelques jours les effets d'une infection quasi foudroyante. Les vaccinations antirabiques peuvent-elles toujours préserver les animaux de la rage quand on leur a injecté, au préalable, une forte dose du virus rabique le plus virulent?

La différence de virulence entre la tuberculose expérimentale produite par l'injection du bacille de Koch dans les veines, et la phtisie des malades que nous avons à traiter, explique aisément la différence des résultats obtenus dans les deux cas. Impuissants à enrayer l'explosion d'une infection suraiguë développée sur les animaux qui ont été soumis aux injections intra-veineuses de bacilles tuberculeux, les inhalations d'acide fluorhydrique peuvent agir à la longue sur des poumons qui sont le siège de lésions tuberculeuses à évolution lente.

Quoi qu'il en soit, si les résultats expérimentaux n'ont pas été absolument démonstratifs, MM. Grancher et Chautard sont loin de méconnaître l'influence de l'acide fluorhydrique sur le micro-organisme pathogène de la tuberculose.

En effet, le professeur de clinique des maladies des enfants et M. Chautard arrivent à conclure que : « l'action directe et prolongée des vapeurs d'acide fluorhydrique sur le bacille tuberculeux diminue sa virulence, mais ne le tue pas ».

Enfin, ils ajoutent, en terminant : « ... Les vapeurs d'acide fluorhydrique, qui sont très bien supportées par la plupart des malades, sont en somme un moyen d'atténuation, sinon de destruction, du bacille tuberculeux; c'est déjà quelque chose. »

L'appréciation des deux auteurs précédents méritait d'être mise en lumière. On en a pris texte pour condamner l'emploi des inhalations d'acide fluorhydrique. On a pu voir que rien n'était moins justifié que les déductions pessimistes qui en ont été tirées.

M. le professeur Jaccoud[1] est venu à son tour soumettre à l'Académie le résultat des expériences qu'il avait pratiquées sur des animaux :

« Des cobayes ont été inoculés par injection sous-cutanée dorsale, avec des crachats de phtisiques, dans lesquels la présence des bacilles avait été dûment constatée; les inoculations ont été pratiquées avec une même quantité, une seringue de Pravaz, de crachats, les uns purs, les autres modifiés par l'acide fluorhydrique à divers degrés de dilution. Cette modification a été obtenue par l'exposition des crachats durant un temps toujours le même, quarante-cinq minutes, à l'action directe des vapeurs d'une mixture d'acide fluorhydrique et d'eau. »

M. Jaccoud conclut de ses expériences que l'acide fluorhydrique, en solutions graduellement concentrées jusqu'à égalité d'acide et d'eau, ne supprime pas et ne modifie à aucun degré la virulence des crachats tuberculeux bacillifères.

L'acide fluorhydrique était donc sans effet sur le bacille de Koch. Cet agent thérapeutique ne pouvait-il trouver aucune application dans le traitement de la tuberculose?

M. Jaccoud s'est chargé de répondre à cette question :

« Le 7 juin, dit l'éminent professeur[2], j'ai expérimenté, suivant la même méthode, les vapeurs d'acide fluorhydrique pur; le cobaye témoin a succombé le 30 juillet avec une tuberculose généralisée; l'animal inoculé avec les crachats modifiés est

1. *Bulletin de l'Académie de médecine*, 1888, p. 607.
2. *Bulletin de l'Académie de médecine*, 1888, p. 609.

resté en parfaite santé; sacrifié le 24 septembre, trois mois et demi après l'inoculation, il ne présentait aucun vestige de tuberculose.

« L'unité du fait ne permet pas de conclusion générale; néanmoins, je n'ai pas cru devoir répéter l'épreuve, en raison de la stérilité absolue du résultat pour l'application médicale; en effet, on ne peut songer à introduire l'acide fluorhydrique pur dans l'organisme vivant. »

A la séance académique du 6 novembre 1888, M. Hérard[1] a réfuté victorieusement les objections de M. Jaccoud :

« Tous les cobayes, sauf un, inoculés avec les crachats fluorhydriques, avaient succombé à une tuberculose diffuse; seul, l'animal de la cinquième série était resté en parfaite santé. Sacrifié trois mois et demi après l'inoculation, il ne présentait aucun vestige de tuberculose, et M. Jaccoud terminait sa communication par cette conclusion : *L'acide fluorhydrique en solutions graduellement concentrées jusqu'à égalité d'acide et d'eau ne supprime pas et ne modifie à aucun degré la virulence des crachats tuberculeux*, laissant à dessein de côté la seule expérience favorable, en raison, disait-il, de la stérilité absolue du résultat pour l'application médicale, personne ne pouvant songer à introduire l'acide fluorhydrique pur dans l'organisme vivant. Nous verrons tout à l'heure ce qu'il faut penser de cette dernière assertion. Pour l'instant, n'envisageant que le côté expérimental de la question, le seul au surplus que M. Jaccoud avait en vue, je me demande jusqu'à quel point il était autorisé à supprimer un des résultats de ses expériences.

« Un fait expérimental est ou n'est pas, en dehors de toute application pratique. Or l'expérimentation démontrait qu'avec les vapeurs d'acide fluorhydrique pur, la virulence est détruite. Pourquoi omettre un fait de cette importance? A mon sens, la conclusion qui s'imposait était celle-ci : *L'acide fluorhydrique détruit la virulence du bacille tuberculeux, mais seulement quand il est très concentré. Mélangé à l'eau en parties égales et en proportion moindre, il est sans action.*

1. *Bulletin de l'Académie de médecine*, 1888, p. 615-618.

« Nous avons vu plus haut que ce qui avait déterminé M. Jaccoud à ne tenir aucun compte, dans ses conclusions, de la cinquième expérience, c'est qu'il supposait que l'acide employé dans cette expérience était trop énergique pour pouvoir être utilisé dans la pratique médicale. Mon honorable collègue me permettra de lui dire que cette opinion repose sur une erreur. Il lui sera facile de se convaincre lui-même que l'air chargé de vapeurs d'acide fluorhydrique pur peut être respiré pendant une heure entière, à la dose minimum d'un litre par minute, ce qui fait soixante litres en une heure, et cela sans provoquer le moindre malaise, à peine un léger picotement des yeux.

« On sera moins surpris de ce fait, si l'on réfléchit que cet acide fluorhydrique, dit pur, contient lui-même une notable quantité d'eau, oscillant, selon la fabrication, entre 50 et 60 pour 100 environ. Ce qui étonnera davantage, c'est que l'acide fluorhydrique, obtenu à l'état naissant par la réaction de l'acide sulfurique sur le spath fluor, et alors véritablement pur, puisse être parfaitement supporté même par des enfants, ainsi qu'en témoignent les nombreuses expériences de M. Henri Bergeron, ainsi que nous avons pu nous-même le vérifier souvent. S'il en est ainsi, l'argument invoqué par M. Jaccoud, et tiré de l'impossibilité d'utiliser en médecine l'acide fluorhydrique pur, reste sans valeur, et la démonstration de l'action de cet acide sur le bacille tuberculeux est ainsi faite. Cette démonstration, je le disais dans la dernière séance, a été donnée par un certain nombre d'expérimentateurs français et étrangers. Aucun n'a apporté plus de soin et d'habileté dans ces délicates recherches que le docteur Trudeau, de New-York. Cet honorable confrère, Français d'origine, a publié dans le *Medical News* (mai 1888) le résumé de six séries d'expériences tout à fait concluantes ; en voici la courte analyse :

« *Première série.* — M. Trudeau s'est servi, dans cette première série, d'une solution fluorhydrique dans l'eau, à des degrés différents de concentration, à 1/100e, 1/200e, 1/400e, 1/800e, 1/1600e, qu'il faisait agir sur des cultures tuberculeuses contenues dans des tubes. Ces tubes sont restés stériles ; le contenu inoculé dans le poumon droit à un certain nombre de lapins (douze) n'a déterminé aucune lésion tuberculeuse avec les solutions comprises entre 1/400e et 1/800e.

« Trois tubes témoins se sont couverts de végétations tuberculeuses, et leur contenu inoculé à deux lapins a déterminé les lésions de la tuberculose la plus avancée.

« *Deuxième série.* — Dans cette série, les cultures tuberculeuses ont été soumises non plus aux solutions, mais à un air chargé de vapeurs fluorhydriques. Après avoir barboté dans un mélange d'une partie d'acide pour trois parties d'eau, — les tubes contenant les cultures ainsi modifiées sont restés stériles; — les tubes témoins se sont, comme dans les expériences de la première série, couverts de végétations.

« *Troisième série.* — Avec le contenu de deux tubes renfermant une culture de bacilles tuberculeux, on pratique une inoculation au poumon droit de deux lapins, et l'on constate une prolifération bacillaire dans les tubes, en même temps qu'une tuberculose se développe dans les poumons des lapins sacrifiés quarante jours après l'inoculation.

« La culture est soumise à un courant d'air qui a barboté dans une solution d'acide fluorhydrique à un tiers, et trois lapins sont inoculés au poumon droit. Le résultat est le suivant: aucune végétation dans les tubes; aucune trace de tuberculose à l'autopsie des lapins, aussi bien dans les poumons que dans les autres organes.

« *Quatrième série.* — Quatre tubes contiennent une culture tuberculeuse; deux sont conservés comme témoins, deux sont soumis tous les deux jours, pendant dix heures, à un courant d'air qui a préalablement traversé une solution d'acide fluorhydrique à 1/5e ; les végétations tuberculeuses se développent dans les tubes de contrôle, avortent dans les autres tubes; l'expérience est répétée plusieurs fois avec des dilutions différentes : 1/7e, 1/9e, 1/16e, 1/30e, 1/50e. La limite de l'efficacité a été atteinte à 1/50e. Des végétations abondantes apparaissent après une seule application d'air ayant passé à travers cette faible dilution, tandis qu'une végétation presque imperceptible se montre lorsque l'expérience a été répétée trois fois. Les autres tubes restent stériles, de même que de nouvelles cultures faites avec ces tubes.

« *Cinquième série.* — Les expériences de cette série établissent de la manière la plus évidente que, sous l'influence des vapeurs d'acide fluorhydrique, les bactéries de la putréfaction sont détruites, tandis qu'elles se développent dans les tubes témoins. L'auteur insiste sur ce fait, la putréfaction jouant, selon lui, un rôle important dans les progrès de la phtisie.

« *Sixième série.* — Quatre lapins sont inoculés au poumon droit et à la partie interne de l'œil droit; deux sont soumis chaque jour à des inhalations de vapeur d'acide fluorhydrique (solution au cinquième), tandis que deux autres sont gardés comme témoins. On note les résultats suivants : du côté de la cornée et de l'iris, aucune différence appréciable ; du côté des poumons, on constate chez les deux lapins témoins sacrifiés, au bout de cinq semaines, les apparences ordinaires d'une tuberculose pulmonaire avancée. Les tubercules sont disséminés sur la plèvre entière et envahissent à beaucoup d'endroits le parenchyme pulmonaire; le lobe moyen de cet organe, qui a été percé par l'aiguille, est presque complètement solidifié; plusieurs masses caséeuses existent sur la plèvre et au niveau des sections pratiquées dans le tissu pulmonaire; des dépôts tuberculeux se rencontrent également dans le lobe inférieur du poumon.

« L'un des lapins soumis à l'inhalation a souffert de symptômes diarrhéiques vingt-quatre jours après l'inoculation et est mort le lendemain. L'abdomen était rétracté, les intestins congestionnés, mais on ne trouvait aucun tubercule dans la cavité abdominale. L'ouverture de la poitrine permet de constater des tubercules à la surface viscérale et pariétale de la plèvre droite. Un petit nombre subissaient la transformation caséeuse. Des sections faites dans le poumon ne laissent apercevoir ni solidification, ni tubercule, ni caséification, nulle part excepté dans le voisinage immédiat du point d'inoculation au lobe moyen, autour duquel il existe un peu d'induration. A la distance de quelques millimètres de ce point, le tissu pulmonaire présente un aspect normal.

« Le second lapin s'est maintenu en excellent état, et a été sacrifié au bout de cinq semaines; comme les lapins témoins, l'autopsie de ce lapin diffère peu de celle de son compagnon :

mêmes lésions pleurétiques, quelques tubercules à une plus grande distance du siège de l'inoculation, rien au lobe inférieur.

« Cette dernière expérience présente un haut intérêt pratique, et il serait désirable qu'elle fût renouvelée, que l'inhalation fût continuée un temps beaucoup plus long, et que les conditions dans lesquelles se ferait l'expérimentation fussent aussi simples que possible. »

Que conclure de ce long exposé de la question au point de vue bactériologique?

C'est qu'il ne faut pas se hâter de porter un jugement définitif, basé seulement sur quelques expériences. L'erreur dans laquelle est tombé M. Jaccoud ne démontre-t-elle pas qu'il faut être réservé même dans les conclusions déduites d'une excellente étude expérimentale?

Ce qui ressort d'une façon indiscutable de tous les travaux entrepris sur l'acide fluorhydrique, c'est que cet agent atténue certainement la virulence du bacille de Koch.

Ce point est acquis au débat.

L'acide fluorhydrique détruit-il le bacille? Nous le pensons avec bon nombre d'auteurs, mais il n'y a pas unanimité sur ce fait expérimental.

M. le président de l'Académie a bien voulu résumer nos recherches. Nous allons transcrire une partie de la communication de l'éminent académicien[1] :

« La recherche des *bacilles* a été pratiquée au début et à la fin du traitement, quelquefois plus d'un an après. Un seul malade de Seiler a été examiné au point de vue bacillaire. Après un mois d'inhalation, les bacilles avaient notablement diminué dans les crachats, en même temps que les fibrilles du poumon avaient complètement disparu. Garcin nous donne un total de dix-sept phtisiques dont les crachats ont été soigneusement étudiés par un pharmacien très expert dans ce genre de recherches, Schmidt, ex-préparateur de l'École supérieure de

1. *Bulletin de l'Académie de médecine*, 1887, p 610.

pharmacie; seize d'entre eux rentraient dans la catégorie des phtisiques très améliorés ou guéris. L'état du dix-septième était resté stationnaire, malgré le traitement; chez ce dernier, les bacilles persistaient dans l'expectoration.

« Chez les seize autres, les bacilles qui avaient été constatés, au début, en plus ou moins grand nombre, avaient complètement disparu et n'existaient plus six mois, un an après la cessation des inhalations. Pour plus de certitude, nous avons prié le chef du laboratoire de Bouchard, le docteur Charrin, dont tous les médecins apprécient la haute compétence, de vouloir bien examiner les crachats de quelques-uns de ces malades; le résultat de son examen a entièrement concordé avec celui de Schmidt. »

On peu donc écrire à la fin de ce chapitre :

Atténuation certaine de virulence, mort probable du bacille de Koch.

IV

Conclusions.

Arrivé au terme de cette étude, nous sommes en droit de conclure que les inhalations d'acide fluorhydrique constituent une excellente méthode d'antisepsie pulmonaire.

L'acide fluorhydrique est un microbicide qui atténue certainement la virulence de l'agent tuberculeux et peut-être détruit le bacille tuberculeux, ou du moins annihile ses effets sur le parenchyme pulmonaire.

Mais ce qui domine toute l'histoire de cette méthode d'antisepsie pulmonaire, c'est la constance et la rapidité des résultats thérapeutiques qu'elle procure aux tuberculeux.

La guérison persistante de la maladie a été constatée assez souvent pour que le fait puisse être considéré comme certain. Dans la très grande majorité des cas, les inhalations d'acide fluorhydrique améliorent considérablement l'état général et permettent à ces malades de prolonger leur existence, dans d'excellentes conditions, pendant un temps indéterminé. La suppression de la toux, de la dyspnée, des sueurs, le retour de l'appétit et des forces, l'augmentation du poids, sont les résultats d'une médication antiseptique bénigne.

Cette méthode de traitement de la tuberculose a l'avantage de ménager la voie gastro-intestinale, ressource précieuse qui permet à la thérapeutique d'agir d'une façon efficace pour augmenter la résistance vitale des malades.

Les inhalations d'acide fluorhydrique ne peuvent pas guérir tous les phtisiques. Comme M. Raymond[1] l'a écrit : « *Sont seuls curables, les tuberculeux chez lesquels les lésions organiques déjà produites ne sont point par elles-mêmes de nature à entraîner la mort à plus ou moins brève échéance.* »

Envisagées à ce point de vue, les inhalations d'acide fluorhydrique aident singulièrement à la guérison de la tuberculose.

Par quel mode spécial l'air chargé d'acide fluorhydrique agit-il pour favoriser ce processus curatif?

L'antisepsie pulmonaire est réalisée par cette méthode. L'acide fluorhydrique exerce certainement une action microbicide sur les bacilles de Koch. L'agent chimique entrave probablement leur pullulation, détruit leur virulence et les réduit à l'état de corps inertes. Mais ce n'est pas tout. On a négligé entièrement un côté extrêmement intéressant de cette étude micro-biologique. Que deviennent les micro-organismes multiples (streptocoques, etc.) qui jouent, à côté du bacille de Koch, un rôle important dans l'évolution des lésions? Ces bactéries ne sont-elles pas détruites, ou du moins modifiées, au contact de l'acide fluorhydrique?

De nouvelles expériences sont nécessaires pour établir ce fait, qui, s'il était constaté, contribuerait à expliquer l'arrêt de la maladie, même quand les bacilles tuberculeux ont conservé une partie de leur virulence. Enfin, il faudrait étudier l'action de l'acide fluorhydrique sur les éléments anatomiques. Ceux-

1. *Études expérimentales et cliniques sur la tuberculose.* Paris, 1888. T. II, premier fascicule, page 318.

ci, influencés par le corps chimique introduit dans les voies respiratoires, n'acquièrent-ils pas une aptitude plus grande de défense contre les agents infectieux? Les phénomènes de phagocytose ne peuvent-ils pas se réveiller et reprendre avec une telle intensité que les bactéries et les ptomaïnes sécrétées soient désormais incapables de nuire à l'économie?

Quoi qu'il en soit de ces explications, que des recherches expérimentales ne tarderont pas à confirmer ou à infirmer, nous sommes en mesure de déclarer qu'au point de vue pratique les inhalations d'acide fluorhydrique ont fait leurs preuves, et qu'au point de vue expérimental les espérances les plus belles, basées sur un commencement de démonstration bactériologique, peuvent et doivent être fondées sur la méthode que nous préconisons.

Il serait puéril de demander à l'acide fluorhydrique des résurrections de tuberculeux qui n'ont plus qu'un souffle de vie. Certaines lésions sont irréparables. L'organisme, arrivé à une certaine période d'usure, ne peut que péricliter; c'est ce qui explique les insuccès des inhalations d'acide fluorhydrique: quand tout était perdu, on s'est adressé à cet agent chimique.

Ce n'est pas ainsi qu'il faut user d'une méthode. L'inhalation d'acide fluorhydrique n'est pas une panacée de la tuberculose. C'est un moyen précieux de traitement. La méthode d'antisepsie pulmonaire n'a même pas la prétention de supplanter les agents thérapeutiques, dont une longue expérience a démontré l'efficacité. En stimulant les fonctions gastro-intestinales, les inhalations d'acide fluorhydrique favorisent l'absorption des substances médicamenteuses utilement employées dans la cure de la phtisie. Enfin, elles doivent marcher de pair avec une hygiène bien comprise.

Par l'emploi simultané ou successif de ces divers moyens, on parviendra à enrayer les progrès d'une maladie dont la gravité et la fréquence constituent un péril permanent qui menace l'existence même de notre race.

Paris. — Maison Quantin, 7, rue Saint-Benoît.

www.ingramcontent.com/pod-product-compliance
Ingram Content Group UK Ltd.
Pitfield, Milton Keynes, MK11 3LW, UK
UKHW020538230726
13925UKWH00006B/2357